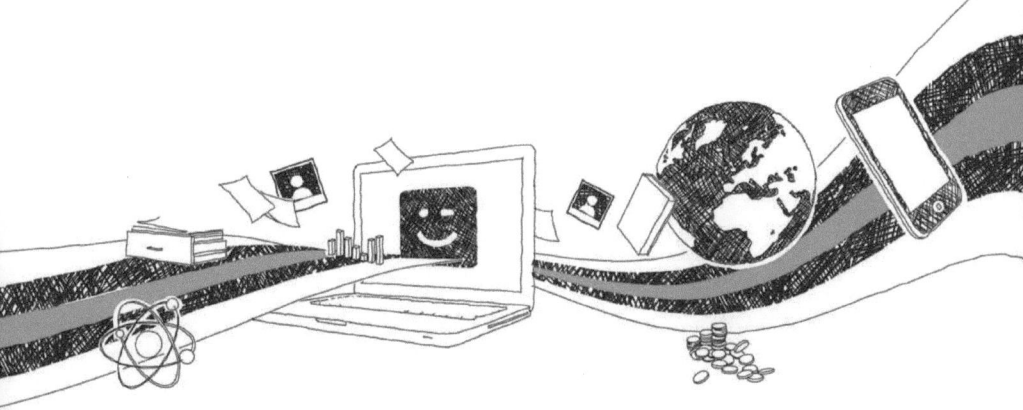
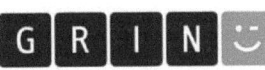

Bernd Hoffmann

Implementierung von Case Management in der ambulanten Pflege

Projekplanung, Durchführung, Kontrolle

GRIN Verlag

Bibliografische Information der Deutschen Nationalbibliothek:

Die Deutsche Bibliothek verzeichnet diese Publikation in der Deutschen National-
bibliografie; detaillierte bibliografische Daten sind im Internet über http://dnb.d-
nb.de/ abrufbar.

Impressum:

Copyright © 2014 GRIN Verlag GmbH
Druck und Bindung: Books on Demand GmbH, Norderstedt Germany
ISBN: 978-3-656-65844-3

Dieses Buch bei GRIN:

http://www.grin.com/de/e-book/273876/implementierung-von-case-management-
in-der-ambulanten-pflege

GRIN - Your knowledge has value

Der GRIN Verlag publiziert seit 1998 wissenschaftliche Arbeiten von Studenten, Hochschullehrern und anderen Akademikern als eBook und gedrucktes Buch. Die Verlagswebsite www.grin.com ist die ideale Plattform zur Veröffentlichung von Hausarbeiten, Abschlussarbeiten, wissenschaftlichen Aufsätzen, Dissertationen und Fachbüchern.

Besuchen Sie uns im Internet:

http://www.grin.com/

http://www.facebook.com/grincom

http://www.twitter.com/grin_com

1. Einleitung

Dieses Projekt beschäftigt sich mit der Einführung von Case Management in eine Einrichtung der mobilen Pflege im Großherzogtum Luxemburg. Die Einführung des Case Managements ist in der ambulanten Pflege mit Spezialisierung auf demente Klienten von besonderer Bedeutung, da hier mehrere Zweige der gesundheitlichen Versorgung und der Administration zusammen laufen, die bisher nicht an die Bedürfnisse der Kunden angepasst waren und zu wenig Schnittstellen untereinander hatten.

Das Handlungskonzept des Case Managements wird in einigen Sektoren des Gesundheits- und Sozialwesens gefordert und angewandt. Der Ausgangspunkt des Case Managements in Luxemburg war eine politische Reform, die ein Case Management für eine veränderte Arbeitsweise in den Berufen mit den Aufgaben der Hilfe, Pflegen, Fördern, Heilen und Betreuen vorsah. Dies hat zur Folge, dass sich die berufliche Tätigkeit verändert. Sie geht weg vom persönlich- und fürsorglichen Einsatz des einzelnen Individuums hin zu einer Gemeinschaftsarbeit und vermehrten Koordination in der Nutzung der Ressourcen. Hintergrund hier sind Rationalisierungsgedanken. Es sollen so unnötige und unwirksame Leistungen und Redundanzen vermieden werden.

Eines der zentralen Merkmale der Methode ist, dass es dafür sorgen soll, dass innerhalb der verschiedene Sektoren des Gesundheitssystems mehr Koordination und Kontrolle Einzug nimmt. Außerdem ist es ein wichtiger Bestandteil und Anliegen der Methode des Case Managements, die Verbesserung der Qualität der Hilfen und Behandlungen.

Dies sind die Kernthesen des Case Managements, die bei der Implementierung in den Einrichtungen immer eine wichtige Rolle spielen sollten.

Gerade bei Angehörigen dementer Klienten zeigt sich oft, dass diese sich mit der Situation überfordert fühlen. Sie stellen fest, dass der gewohnte Umgang mit dem Klienten nicht mehr ohne weiteres Möglich ist und sind oft mit der Situation überfordert der neuen Situation angemessen zu begegnen.

In der vorliegenden Hausarbeit wird besonders auf die Phasen des Case Managements eingegangen und weiterhin die Planung des Projekts in einem Projektstrukturplan und einem Meilensteindiagramm dargestellt.

Abschließend wird ein Fazit über den Verlauf des Projekts gezogen hinsichtlich der Qualität und des Ablaufs des Projekts. Außerdem wird eine Empfehlung für das Weitere Vorgehen im Bezug auf das Case Managements in der Einrichtung gegeben.

2. Vorstellung der Organisation

Bei dem ambulanten Pflegedienst „Hilfe zuhause" im Großherzogtum Luxemburg handelt es sich um einen Pflegedienst, der speziell auf Menschen mit demenziellen Erkrankungen ausgerichtet ist, aber auch andere Krankheitsbilder betreut.

Der Pflegedienst befindet sich in Junglinster. Dies ist eine Gemeinde mit 6630 Einwohnern im Kanton Grevenmacher in Luxemburg.

Der mobile Pflegedienst „Hilfe zuhause" wurde 2003 gegründet und von anfänglich 6 Beschäftigten arbeiten mittlerweile 34 Beschäftigte in diesem Unternehmen.

Die Qualifikationen erstrecken sich dabei über Infirmiers (im weiteren Verlauf Krankenpfleger genannt), Aide soigantes (im weiteren Verlauf Krankenpflegehelfer genannt) und Aide mènagère (im weiteren Verlauf Haushaltshilfen genannt).

Das Leistungsangebot erstreckt sich über:

Grundpflege:	Behandlungspflege:
- Körperpflege	- Gabe von Medikamenten
- Betten und Lagern	- Injektionen und Verbände
- Hilfe beim An- und Auskleiden	- An- und Ausziehen von
- Prophylaxen und Mobilisation	Kompresionstrümpfen

- Unterstützung bei der Nahrungsaufnahme	- Sondennahrung,
	- Stoma- und
	Katheterversorgung

Zusatzleistungen:	**Psychosoziale**
	Betreuung:
Unterstützung der Angehörigen	- Ergotherapie
- Verhinderungspflege	
- Wochenend- und Feiertagsdienst	

- Hauswirtschaftliche Versorgung
- Besorgung von Medikamenten und Hilfsmitteln
- Vermittlung von Hilfsdiensten, Hausnotruf und Reinigungsdiensten

Aktuell betreut der Pflegedienst 220 Klienten wovon 128 von demenziellen Krankheitsbildern betroffen sind.

Zu den Kooperationspartnern des Pflegedienstes gehören die ansässigen Allgemeinmediziner Dr. Ochs, Dr. Daro, Dr. Welter und Dr. Büsser. Des Weiteren arbeitet der Pflegedienst mit der Physiotherapiepraxis „Cabinet de Kinésithérapie et Ostéopathie J. Robak - G. Micarelli" zusammen und der Apotheke, die sich in Gemeinde befindet.

3. Ausgangssituation des Projekts

3.1 Geschichte des Case Managements in Luxemburg

In Luxemburg wurde am 1.1.1999 die Pflegeversicherung mit dem Ziel der Verbesserung der Versorgung von Pflegebedürftigen und ihren Angehörigen eingeführt. Die Verbesserungen sollten sich nicht nur auf die finanzielle

Unterstützung beziehen, sondern auch darüber hinaus auf konkrete Beratung der Betroffenen und der Erstellung eines Hilfeplans und dessen Umsetzung.

Es wurde außerdem eine übergeordnete Stelle geschaffen, das CEO (Cellule d' Evaluation et d' Orientation) welches die Bedarfe anfänglich koordinieren sollte. Diese Stelle wurde anfänglich mit 16 Vollzeitkräften ausgestattet, mit drei Psychologen, ein Krankengymnast, ein Ergotherapeut, fünf Krankenpfleger/innen, zwei Ärzt/innen, eine Sozialarbeiterin, ein Redakteur sowie zwei Bürokräfte. Dies stellte sich im Laufe der Zeit als nicht ausreichend heraus, so dass die einzelnen Pflegedienste selbständig Case Manager beschäftigen sollten, die einen individuellen Pflegeplan ausarbeiten und die verschiedenen Dienstleistungsangebote flexibel, im Sinne des Klienten koordiniert.

3.2 Bedarf im mobilen Pflegedienst „Hilfe zuhause"

Bei dem Pflegedienst „Hilfe zuhause" wurde im Rahmen einer Kundenbefragung festgestellt, dass gerade die Angehörigen von demenziell erkrankten Klienten oft damit überfordert sind, welche Leistungsangebote für die Bedarfe der Klienten angebracht und sind und welche überhaupt zur Verfügung stehen. Hier soll, nach der Meinung der Geschäftsleitung das Case Management Abhilfe leisten: „ Das Case Management nimmt eine intermediäre Position ein und leistet eine Transaktion aus der Lebenswelt von Menschen und ihrem Handeln in ihr in das humandienstleistliche Handeln und aus seinem System in den persönlichen Zuständigkeits- und Handlungsbereich." (Wendt, 2010: 39)

Das Case Management soll hier eine Brücke schlagen, von der starren und oft undurchsichtigen institutionellen Sozialleistungen und den persönlichen Bedürfnissen. Wichtig war ein Übergang der individuellen Problematik der einzelnen Klienten in die professionelle Behandlung der einzelnen Pflegedienste. Weiterhin war auch der entsprechende Übergang aus dem Leistungskatalog der Pflege- und Sozialkasse hin in eine konkrete Aufgabenstellung von Bedeutung. Hierbei sind Kooperation und Koordination zwischen den einzelnen Sektoren des Gesundheitsbereichs erfordert. „Jeder Kooperationspartner verfügt über ein bestimmtes Know-How und bestimmte Erfahrungen. Wenn diese gebündelt werden, kann auf einen größeren Wissensschatz zurückgegriffen werden." (Raduel, 2013: 10)
Im konkreten Fall geht es um Herrn Klein, wohnhaft in Altlinster.

Herr Klein ist 84 Jahre alt und hat eine beginnende Demenz. Gleichzeitig hat er Klein eine Herzinsuffizienz Klasse III, die bereits zu starken Ödemen in Waden und Füßen geführt hat. Dies hat zur Folge, dass Herr Klein mehrere Medikamente täglich zu sich nehmen muss. Herr Klein ist Witwer und wohnt im gleichen Haus wie seine Tochter. Diese ist verheiratet und hat 2 Kinder im Alter von sechs und acht Jahren. Sie war es auch, die auf den Pflegedienst zukam, weil sie sich mit der zunehmenden Belastung durch ihren Vater überfordert fühlte.

Herr Klein wurde deshalb ausgewählt weil die Situation, in der er und seine Angehörigen sich befinden, am besten zu den Kompensationsmechanismen des Case Managements passen, denn der Bedarf von Herrn Klein und seinen Angehörigen ist interdisziplinär und wird im Weiteren Verlauf detailliert erläutert. Die konkrete Zielvereinbarung für das Projekt lautete also:

1.Sicherstellung der medizinisch-/pflegerischen Versorgung von Herrn Klein.

2.Erhaltung und Förderung der kognitiven- und Alltagskompetenzen.

3.Herstellung von Handlungssicherheit für die Angehörigen von Herrn Klein.

4. Projektplanung

Für die Planung des Projekts wurde zusammen mit der Einrichtungsleitung ein Projektstrukturplan (Anhang) erstellt, der alle, für das Projekt vorgesehen Planungsebenen beinhaltete. Für die Planung war es wichtig im ständigen Kontakt mit dem Bezugspfleger (Etienne Gapenné) von Herrn Klein zu bleiben, da dieser wenn nötig sofort die Befugnis hätte das Projekt zu stoppen wenn es für Herrn Klein mehr Schaden als Nutzen hätte.

Bei der Planung des Projekts wurden besonders die Arbeitspakete Intake, Assessment, Zielvereinbarung, Hilfeplanung, Linking, Monitoring und Evaluation eingegangen. Zu diesen Arbeitspakten wurde auch ein Meilensteindiagramm erstellt.

Die Kooperationspartner wurden im Vorhinein über dieses Projekt in Kenntnis gesetzt. Diese äußerten sich neugierig und wohlwollend, da es ihre Arbeit laut eigener Aussage ja nur erleichtere.

Auf einen Kostenplan konnte an dieser Stelle verzichtet werden, da alle Beteiligten ohnehin mit dem Pflegedienst zusammen arbeiteten und somit keine zusätzlichen Kosten entstanden. Der Verfasser des Textes, der gleichzeitig der Koordinator des Projektes war und dies im Rahmen einer Praktikumstätigkeit verfolgte verursachte auch keine zusätzlichen Kosten.

5. Vorgehen bei der Implementierung eines Case Managements

5.1 Intake

Am 4.2. 2014 fand ein erstes Kontaktgespräch mit Frau Welter, die Tochter von Herrn Klein und ihrem Ehemann statt.

Frau Welter berichtete, dass sie mit der doppelten Haushaltsführung von ihrem Haushalt und dem ihres Vaters nicht mehr zurecht kommt. Des Weiteren braucht Herr Klein zunehmend Hilfe bei der Körperpflege, was Frau Klein auch nicht mehr in ausreichendem Maße zu leisten im Stande ist. Außerdem ist ihr Vater nicht immer bereit die, für ihn wichtigen Medikamente einzunehmen, was sie sehr besorgt. All dies belastet Frau Welter sehr.

Es wurde bei dem Gespräch vereinbart, dass ein Gespräch mit Herrn Klein, Vertretern des Pflegedienstes und der Tochter stattfinden soll, um einen Vertrauensaufbau mit Ihm zu ermöglichen.

Die drei Hauptphasen für das Entstehen von Vertrauen sind eine verständnisvolle Kommunikation, die Aufmerksamkeit für den Gegenüber und eine gezielte Aufmerksamkeit (vgl. Peterman, 1992: 94)

Von der Seite des Pflegedienstes wurde bei dem Gespräch mit den beiden genau erläutert, wie die grundsätzliche Vorgehensweise in solchen Situationen ist. Nachdem dies erfolgt war wurde erfragt, welche Erwartungen Frau Welter und Herr Klein an den Pflegedienst hatten und was sie sich von diesem Wünschen. Es wurde vereinbart, dass ein Vertrag zwischen dem Pflegedienst und Herrn Klein entstehen soll.

5.2 Assessment

Im Assessment wird eine möglichst vollständige Erfassung und eine Beurteilung der individuellen Situation eines Klienten und seiner Angehörigen vorgenommen. Es geht hier nicht primär darum, festzustellen, ob der Hilfebedarf nun auf der gesundheitlichen, sozialen oder pflegerischen Ebene vorliegt sondern der individuelle Charakter des Lebensumfeldes wird erfasst.

Hier ist zunächst der Ist- Zustand zu ermitteln. Dies birgt bei dementen Patienten ein gewisses Konfliktpotential, dadurch, dass die kognitiven Beeinträchtigungen im Fokus stehen und der Klient sich ungern damit konfrontiert sieht.

Aus dieser Einschätzung des Ist- Zustandes, mittels Beschreibungen der Angehörigen und der entsprechenden Befunde der behandelnden Ärzte, lässt sich nun der Bedarf ermitteln der in der Situation des Klienten und seiner Angehörigen vorliegt.

Die verschiedenen Bereiche, die die Dimensionen der Lebenslage widerspiegeln sind: Außenwelt, Innenwelt, Lebensgeschichte und Lebensperspektiven. Diese Dimensionen und ihre unterschiedlichen Ausprägungen bilden die individuelle Lebenslage der Klienten. Über diese sammelt der Case Manager im Assessement in einem ersten Schritt Informationen und analysiert eben diese im nun folgenden zweiten Schritt.

Als Ergebnis dieses Prozesses liegt ein Bild von der individuellen Lebenslage der Beteiligten vor und einzelne Probleme konnten identifiziert werden.

Bei der Vielfalt der Eindrücke, die in einem Einschätzungsprozess ermittelt werden, ist es wichtig, erst eine Auswahl zu treffen und eine Priorisierung vorzunehmen. Zum Grundbedarf gehören: „ein Bett und ein geschützter Raum, Nahrung, Kleidung, Wohnung und Wärme, äußere Sicherheit, einige persönliche Beziehungen, eine Privatsphäre, in modernen Zeit auch der Zugang zu Geld, Freizeit, Erholung und Bildung." (Seed/Kaye 1994: 12ff.)

Es bestehen allerdings Schwierigkeiten darin einen ungedeckten Bedarf festzustellen und außerdem noch Bedürfnisse zu beurteilen, die nicht an einem bestehenden allgemeinen Mangel festzustellen sind. Hier ist ein Bezugsrahmen nötig, in dem die individuellen Bedarfe einzuordnen sind. Der Case Manager muss sich dieses individuellen Bezugsrahmen des Klienten stets bewusst sein, denn ohne diesen wäre ein spezifisches Case Management nicht möglich.

Im spezifischen Fall stehen besonders pflegerische Handlungen in Vordergrund. Hier gibt es Modelle, die die Pflegebedürftigkeit auf der Funktionsebene ermitteln ausgehend von den Kompetenzen der Selbstversorgung. Ein häufig verwendetes Modell ist das der AEDL- Bereich von Monika Krohwinkel, es umfasst folgende Bereiche:

1.Kommunizieren
2.Sich bewegen
3.Vitale Funktionen des Lebens aufrechterhalten
4.Sich pflegen
5.Essen und trinken

6. Ausscheiden

7. Sich kleiden

8. Ruhen und schlafen

9. Sich beschäftigen

10. Sich als Mann oder Frau fühlen und verhalten

11. Für eine sichere Umgebung sorgen

12. Soziale Bereiche des Lebens sichern

13. Mit existentiellen Erfahrungen des Lebens umgehen

(Krohwinkel 1992: 24)

Im konkreten Fall ist auch ein geriatrisches Assessment, durch das Alter von Herrn Klein angebracht. Dieses gliedert sich in Befunde die in folgenden Bereich liegen:

1. körperlicher Bereich

2. psychischer Bereich

3. personeller Bereich

4. materielles Umfeld

(Runge/Rehfeld 1995: 44ff.)

„Ziel des Assessments ist die Planung und Verlaufskontrolle von medizinischen, pflegerischen und therapeutischen Interventionen." (Runge/Rehfeld 1996: 22) Im konkreten Fall wurde die Tochter am 10.2.14 nach erfolgtem Intake gefragt was bei der Lebensgeschichte von Herrn Klein zu beachten wäre. Sie sagte, dass er als Musiklehrer gearbeitet hätte und nun sehr traurig darüber ist, dass er durch die kognitive Beeinträchtigung nicht mehr Klavier spielen könnte, würde es aber gerne hören. Dies ist auch wichtig um die Innenwelt des Klienten beurteilen zu können. Sie sagte auch, dass es ihn sehr mitgenommen hätte, dass seine Frau vor 5 Jahren an einem Herzinfarkt gestorben ist. Des Weiteren sagte sie, dass Herr Klein, wohl hervorgerufen durch traumatische Erlebnisse im Krieg sehr aggressiv auf große Lautstärken reagiere. Dies solle man beim Reden mit ihm beachten. Zur Lebensperspektive sagte sie nur, dass sie sich wünscht, dass ihr Vater noch einige angenehme Jahre verbringen solle in denen es ihm an nichts fehlte. Herr Klein saß überwiegend schlafend in seinem Sessel. Beim Versuch ihn wach zu machen, reagierte er sehr aggressiv, was zum Anlass genommen wurde, das Gespräch weiter mit seiner Tochter fortzuführen. An dieser Stelle festgehalten werden konnten emotionale Probleme bei der Fertigkeit Klavier zu spielen, bei dem Tod seiner Frau und ein hohes Aggressionspotential bei Lauten Geräuschen.

Bei den AEDLs konnte Bedarf bei folgenden Aktivitäten festgestellt werden:

Kommunizier en	Herr Klein kann sich nicht mehr präzise zu seinen Bedarfen äußern
Sich bewegen	Herr Klein sitzt ohne äußere Motivation den ganzen Tag nur in seinem Sessel
Vitale Funktionen des Körpers aufrecht erhalten	Durch seine Herzinsuffizienz und den Wassereinlagerungen ist er auf Medikamente angewiesen, diese kann er nicht mehr verlässlich einnehmen
Sich pflegen	Herr Klein kann sich nicht ohne Hilfe waschen
Essen und Trinken	Bei der Zubereitung benötigt er Hilfe, die Nahrungsaufnahme an sich bereitet ihm keine Schwierigkeiten
Sich kleiden	Herr Klein braucht Hilfe beim An- und Auskleiden
Ruhen und schlafen	Herr Klein hat hier keine Probleme, geregelter Tag-Nachtrhythmus
Sich beschäftigen	Seine größte Beschäftigung war das Klavier, er hat hierfür keinen Ersatz gefunden
Sich als Mann oder Frau fühlen und verhalten	Dies bereitet ihm keine Schwierigkeiten
Für eine sichere Umgebung sorgen	Herr Klein hat keine Sturzgefahr
Soziale Bereich des Lebens sichern	Wenn Herr Klein in Gesellschaft ist kommuniziert er gerne, von sich aus sucht er diese Gesellschaft allerdings nicht auf
Mit existentiellen	Herr Klein leidet noch unter dem Verlust seiner Frau und den verloren gegangenen Fertigkeiten des Klavier Spielens

Erfahrungen des Lebens umgehen	

Nachdem das pflegerische Assessment nun erfolgt ist wird im nächsten Schritt das geriatirische Assessment vorgenommen.

Körperlicher Bereich	Herr Klein ist mobil, hat aber Einschränkungen bei komplexen Bewegungen (Anziehen, Klavier)
Psychischer Bereich	Herr Klein ist dement und bei der Kommunikation empfindlich was große Lautstärke angeht
Personeller Bereich	Herr Klein lebt im Haus seiner Tochter und hat jeden Tag Kontakt zu der Familie
Materieller Bereich	Hier gibt es momentan keine Einschränkungen.

5.3 Zielvereinbarung

An dieser Stelle sollen Ziele, auf der Grundlage des im vorigen Schritt festgestellten Bedarfs vereinbart werden und die Möglichkeiten der Zielerreichung festzulegen. Hier werden entsprechende Stellen genannt, die, die auf den Bedarf abgestimmte Leistung anbieten.

„Eine Planung der Versorgung und von Hilfen, die auf längere Zeit anzulegen sind, wird zweckmäßigerweise komplementär zur Lebensplanung des Klienten erfolgen." (Wendt, 2010: 148)

Die konkrete Hilfeplanung beginnt mit der Verständigung über die Ziele, die nun angestrebt werden sollen.

Es kommt in erster Linie nicht darauf an, welche sozialen Dienstleister dem Klienten zur Disposition stehen, sondern es kommt primär darauf an, welche sozialen Dienstleister konkret benötigt werden, um die Situation des Klienten und seiner Angehörigen zu verbessern. Da es in Luxemburg keine gesetzlich vorgeschriebenen Vorgehensweise gibt wird es dem Case Manager überlassen wie er die Zielvereinbarungen umsetzt.

Bei dementen Klienten ist es für die Pflegenden besonders wichtig, eine etwaige Überforderungssituaion für die Angehörigen zu verhindern. Es sollten von der Seite des Case Managers auch Möglichkeiten aufgezeigt werden in Selbsthilfegruppen Probleme ansprechen zu können.

Im Fall des Herrn Klein hat der Case Manager für den 18. 2. 2014 eine

Hilfeplankonferenz einberufen. An der Konferenz nahmen Teil: Die Leitung der Pflegedienstes, Frau Welter, die Leiterin der Abteilung Hauswirtschaft des Pflegedienstes, eine Ergotherapeutin, der Hausarzt und ich. Da es in Luxemburg keine Hürde darstellt, von der Pflegekasse Leistungen, die ein Pflegedienst oder Hausarzt anfordert auch zu erhalten wurde auf die Teilnahme eines Vertreters der Pflegekasse bei der Hilfeplankonferenz verzichtet. Es wurde die Situation und die Bedarfe erörtert und es wurden nun Verabredungen über die Aufgabenverteilung getroffen.

Es wurde folgendes festgelegt:

Pflegedienst	Der Pflegedienst kommt täglich morgens, mittags und abends. Morgens zur Hilfe beim Ankleiden, Waschen, und Medikamentengabe, mittags zur Essenslieferung vom ortsansässigen Metzger, der Mittagsmenüs anbietet und abends zur Medikamentengabe und Hilfe beim Auskleiden und zu-Bett-bringen. Dadurch dass Klienten bei einer Pflegebedürftigkeit Anspruch auf Freizeitgestaltung haben wird zwei mal pro Woche ein Krankenpflegehelfer mit Herrn Klein spazieren gehen.
Hauswirtschaft	Die Hauswirtschaft des Pflegedienstes kommt zwei mal pro Woche und sorgt für die Sauberkeit der Wohnung
Ergotherapie	Die Ergotherapie kommt zwei mal pro Woche und hilft Herrn Klein seine motorischen Fähigkeiten zu erhalten und auszubauen
Hausarzt	Der Hausarzt versucht die Gabe der Medikamente so auf den Tag zu verteilen, dass sie sich mit den Anfahrten des Pflegedienstes vereinbaren lassen
Case Manager	Der Case Manager leitet das Schriftstück der Hilfeplankonferenz an die Assurance dépendance (Pflegekasse) weiter und vereinbart einen Termin für ein Gutachten.
Frau Welter	Frau Welter sagt zu, dass sie Herrn Klein beim Frühstück und Abendbrot hilft und den Case Manager über jede Veränderung bei Herrn Klein informiert

Die Hilfeplankonferenz schließt mit einer Verabredung über die Aufgabenverteilung. Der Case Manager schließt mit den Fachkräften, deren Aufgaben nun erörtert wurden, einen Individual Habilitation Plan ab, der zeigt mit welchen konkreten Dienstleistungen die Ziele des erstellten Hilfeplans nun erreicht werden sollen.

5.4 Hilfeplanung

Nachdem die Leistungen von der Assurance dépendance genehmigt worden sind nimmt die Planung konkrete Züge an. In dieser, am 18.3.2014 begonnenen Phase wurde genau festgelegt welche Aufgaben, zu welchem Zeitpunkt, von wem erbracht werden. Dieser Handlungsaufbau und Handlungsablauf wurde schriftlich vom Projektkoordinator fixiert und jedem, der an diesem Prozess Beteiligten vorgelegt, um Handlungssicherheit zu gewährleisten. Wichtig ist hier, dass der Hilfeplan kein starres Konstrukt ist, sondern sich an die Dynamik, die der Klient in seiner Lebenssituation hat, anpasst. Regelmäßige Evolutionen inbegriffen. In dieser Phase ist es besonders wichtig den Klienten und die Angehörigen in den Hilfeplan mit einzubinden. Das Wort „Empowerment" hat sich für dieses Vorgehen etabliert. Es besagt nach Klöck es sei „ein Konzept, mit dem eigenen Machtquellen zu nutzen und Wege aus der Machtunterworfenheit heraus für mehr Selbstbestimmung und Eigenkontrolle zu finden sind" (Klöck, 2002) Die vorhandenen Ressourcen sollten vom Pflegepersonal und vom Ergotherapeuten ermittelt werden. Wenn die pflegerischen Ressourcen ermittelt worden sind, soll die Pflegedienstleitung der Pflegeeinrichtung beim nächsten Patientenmeeting darauf Bezug nehmen und alle behandelnden Pfleger anhalten, diese Ressourcen weiter auszubauen. Bei den Alltagskompetenzen hat der Ergotherapeut nach seiner Erhebung mit den Angehörigen eine Unterredung abgehalten, bei dem er seine Ergebnisse den Angehörigen präsentierte und erfragte, welche Ressourcen diese bereit wären, während der Abwesenheit der sozialen Dienstleister zu fördern. Diese Abmachungen wurden verschriftlicht und den Angehörigen wie dem Ergotherpeuten überlassen. Dies gewährleistete jederzeit Klarheit darüber, wer für was zuständig war. Nachdem nun jeder der am sozialen Dienstleitungsprozess Beteiligten darüber informiert war, zu welchem Zeitpunkt und mit welcher Intensität und Häufigkeit derjenige seine Aufgaben zu erfüllen hatte und dies auch jeweils in Schriftform vorliegen hatte konnte nun der nächste Schritt des Prozesses folgen.

5.5 Linking

Hier wurden nun ab dem 28.3.2014 die vereinbarten Behandlungsschritte erstmalig am Klienten durchgeführt. Aufgabe des Case Managers war es, die einzelnen Dienstleistungen zu lenken und zusammen zu führen. Er wirkte nicht direkt in die Leistungserbringung mit ein. Der Case Manager trug der Dynamik des Prozesses, der durch die Erkrankung nicht linear und vorhersehbar ablief, damit Rechnung, indem er neue Lösungsansätze bei neu aufkommenden Problemen erarbeitete und neuen Notwendigkeiten die angepasste Hilfe zukommen lässt.

Im Fall des Herrn Klein zeigte sich bereits nach einigen Wochen, dass die Ressourcen bei ihm stark nachließen und dass er von den vielen neuen Gesichtern, die sich unweigerlich in seinem direkten Umfeld aufhielten nicht zurecht kam. Es wurde nach Absprache mit der Tochter ein Meeting mit den Beteiligten abgehalten und veranlasst, dass nun nach Möglichkeit immer die gleichen Personen im Bereich der Pflege Herrn Klein anfahren.

Die Familie war auch durch die zunehmende Demenz von Herrn Klein überfordert und rief den Case Manager mehrmals an. Dieser veranlasste, dass die Familie ein Treffen mit einem Psychologen erhielt, der ihnen Bewältigungsmaßnahmen aufzeigte um den Stress, den sie durch die zunehmende Verschlechterung von Herrn Kleins Zustand hatten, zu kompensieren. Dies stellte sich als sehr wirkungsvoll heraus. Nach einer Woche, legte sich die Aggression von Herrn Klein wieder. Es wurde allerdings beibehalten, dass nur drei Pfleger Herrn Klein behandeln.

Als nächster Schritt wird nun die Überprüfung von Hilfen durchgeführt.

5.6 Monitoring

In dieser Phase des Prozesses geht es für den Case Manager darum, die vereinbarte Versorgung zu überwachen und ihren Verlauf zu beobachten. Das Monitoring setzte sich aus einer steten Prüfung des vereinbarten Ablaufs von Maßnahmen und der Versorgung zusammen. Des Weiteren wurden auch die etwaigen Fortschritte aber auch die Regressionen beobachtet. Ziel der Beobachtungen war die Sicherstellung der vereinbarten Dienstleistung und der Leistungen der Bewältigung der Angehörigen.

Der Case Manager war auch hier wieder Ansprechpartner für die Dienstleister, der am Prozess beteiligten Institutionen, sowie für die Angehörigen.

In dieser Phase wurden die Pflege- und Behandlungspläne der Beteiligten in dem abgesprochenen Umfang ausgeführt. Die Dienstleister gaben dann dem Case Manager Auskunft über den Behandlungsverlauf. Dieser sollte bei Bedarf mit den entsprechenden Beteiligten sprechen, was noch konkret verbessert werden könne. Erster Ansprechpartner war hier immer der Case Manager, was einerseits zu der gewünschten Erleichterung bei der Überwindung von Schnittstellen führte und andererseits, da immer ein fester Gesprächspartner bestand und nicht zuerst Informationen innerhalb des Teams weiter gegeben wurden und dann dem anderen Dienstleister übermittelt wurden, eine erhebliche Reduzierung der Fehlerquote in der Übermittlung von Informationen.

Der Begriff des „Monitorings" in dieser Phase besteht in einer kontinuierlichen Erfassung des Prozesses von Maßnahmen, der Versorgung und der Entwicklung, die ein Klient entsprechend des Hilfeplans macht, der für ihn angefertigt wurde. Die Deutsche Gesellschaft für Care und Case Management konstatiert, das folgende Empfehlungen auf: „ Sicherung, Prüfung und Bewertung der Unterstützungsangebote, Steuerung des Hilfeprozesses"
(DGCC, 2008: S. 6)

Bei dementen Klienten wie Herrn Klein wurde hier zunächst ein Re-Assessment durchgeführt, welches zum Ergebnis hatte, dass nur noch einige wenige Bezugspfleger die Behandlung bei ihm durchführen sollten. Dies führte auch zum gewünschten Erfolg, sodass eine weitere Änderung des Hilfeplans für Herrn Klein nicht nötig war. Im konkreten Fall kann festgehalten werden, dass die ausführliche Hilfeplanung und die Gespräche mit den Angehörigen sich hier ausgezahlt haben. Jede zeitliche Absprache mit den Angehörigen hat auch weiterhin Bestand und die Absichten, die mit den Behandlungen verfolgt wurden, führten auch zum Erfolg. Besonders hervor zu heben ist die Ergotherapie, die dazu führte, dass Herr Klein wieder Gefallen am Klavier empfand, auch wenn es sich im Moment nur um zuhören handelt.

5.7 Evaluation

Die Entwicklung der Beurteilung dessen, was seit der ersten Phase geschehen ist, wird als Evaluation bezeichnet. Man verifiziert, ob und wenn ja inwieweit die Sollvorgaben erfüllt worden sind. Wichtig ist hier, dass nur nutzerbezogen vorgegangen wird.

Es soll hier ein Augenmerk darauf gerichtet werden, ob Unter- oder Überversorgung vermieden wird. Es sollte auch darauf geachtet werden, dass die

Versorgung möglichst Effizient und mit optimalen Ressourceneinsatz vonstatten geht.

In einer ergebnisorientierten Zusammenarbeit sollte man darauf achten, was man mit den Maßnahmen, die man getroffen hat, erreicht. Es können in dieser Phase einerseits die spezifischen Handlungen festgestellt werden, das Output der Handlungen und andererseits die Ergebnisse infolge der Handlungen, also das Outcome. Das Outcome kann an veränderten körperlichen Zuständen gemessen werden, an einer veränderten kognitiven Disposition und an dem Verhalten des Klienten, der Gegenstand unserer Handlungen war.

Die Evaluation sollte sich an der individuellen Lebenslage des Klienten orientieren. Es gibt hier verschiedene Fragestellungen, die sich gegenseitig ergänzen:

1.*eine vergangenheitsorientierte Bewertung* (Vorher-heute-Vergleich)

2.*eine umweltorientiere Bewertung* (Wie reagiert das Umfeld auf die getroffenen Maßnahmen und inwieweit ist Akzeptanz dafür vorhanden?)

3.*eine subjektive Bewertung* (Ist der Klient mit der Behandlung zufrieden?)

4.*eine perspektivische Bewertung* (Welche Möglichkeiten gibt es in Zukunft für den Klienten, gibt es neue Perspektiven?)

Die Bewertungen sollten stets mit allen Beteiligten des Prozesses vorgenommen werden, da eine einzelne Bewertung meist „blinde Flecken" durch die individuelle Wahrnehmung aufweist.

Im Fall des Herrn Klein wurde am 7.5. 2014 die Evaluation durchgeführt. Es ist unter vergangenheitsorientierten Gesichtspunkten zu sagen, dass hier eine starke Besserung eingetreten ist. Einerseits für seine pflegerische Versorgung, die vorher von der Tochter nur noch notdürftig gewährleistet werden konnte, andererseits konnten Fähigkeiten die bereits verloren geglaubt waren, wieder entwickelt werden. Von der umweltorientierten Bewertung ist bisher auch nur positives zu Berichten, da die Angehörigen, insbesondere die Tochter von Herrn Klein, durch die Interventionen sehr entlastet wurde und die psychologische Beratung ihr und ihrer Familie sehr geholfen hat.

Die subjektive Bewertung gestaltete sich als etwas schwieriger, da Herr Klein nicht mehr präzise Auskunft auf Fragen geben kann. Aber man kann Aufgrund eines Verhaltensvergleichs von Anfang der Behandlung und dem heutigen Tag eine stark verbesserte Annahme der Versorgung den Mitarbeitern gegenüber feststellen. Was besonders hervor zu heben ist, ist das neuerliche Interesse am Klavier was zu Beginn der Behandlung noch nicht möglich war und gar zu depressivem Verhalten führte.

6. Empfehlung an den Pflegedienst

Die Zusammenarbeit zwischen den verschiedenen Diensten und den Angehörigen
war sehr gut, was auch daran lag, dass sich die verschiedenen Dienstleister durch
die örtliche Nähe schon jahrelang kennen. Dieses Netz an Anbieter sollte der
Pflegedienst aber noch weiter ausbauen, um auch außerhalb der Gemeinde
bekannt zu werden und Netzwerke zu knüpfen. Da die Netzwerkarbeit im Falle
des Case Managements sehr wichtig ist, empfehlen sich die sieben
Entwicklungsphasen von Netzwerken von Hofman und Strohm (2003):

Phase 1: Idee und Anstoß
- erste Ziele stecken

Phase 2: Aufbau
-Auswahl und Gewinnung geeigneter Partner, Persönlichkeiten,
Leitorganisationen

Phase 3: Konstituierung
-Vereinbaren von Zielen

Phase 4: Arbeitsphase
-Bearbeitung von Verbundzielen

Phase 5: Evaluation
- Prozessbegleitendes Controlling

Phase 6: Metamorphosen
- Veränderung von Arbeitsschwerpunkten und Zielen

Phase 7: Abschluss
- Dokumentation

Es wird dem Pflegedienst außerdem empfohlen eng mit den, in Luxemburg
ansässigen Krankenhäusern zusammen zu arbeiten, um bei einem Übergang vom
Krankenhaus in das häusliche Umfeld bereits mögliche bauliche Veränderungen in
die Wege leiten zu lassen oder gar schon mit dem Bau zu beginnen.
Wenn die Netzwerkbildung abgeschlossen ist, wird auch empfohlen, dass einzelne
Mitarbeiter in den kooperierenden Einrichtungen für eine gewisse Zeit
hospitieren, um so die individuellen Abläufe der Institution besser verstehen zu
können und somit eine noch engere Zusammenarbeit zu ermöglichen.
Auf lange Sicht wird auch empfohlen Qualitätszirkel in den Pflegeeinrichtungen
zu implementieren. Dadurch, dass es in Luxemburg allerdings noch keine

verbindlichen Expertenstandards gibt, ist mit solch einer Entwicklung allerdings in nächster Zeit nicht zu rechnen.

Bei den Zielvereinbarungen, die bei diesem ersten Versuch noch relativ unstrukturiert vonstatten ging, empfiehlt sich eine Zielformulierung nach dem SMART- Modell. Dieses Modell macht es möglich, einen Case-Management-Prozess angemessen durchzuführen. Die Ziele die vereinbart wurden, sollen nach dem Modell:

- Spezifisch
- Messbar
- Angepasst
- Realistisch
- Terminiert sein.

Dies ermöglicht auch eine bessere Evaluation der Ziele und machen ein Re-Assessment bei einer Abweichung durch die Messbarkeit einfacher.

7. Fazit

Der Pflegedienst „Hilfe zuhause" hat bei diesem ersten Versuch mit Case Management zu arbeiten sehr gut und professionell die Merkmale des Case Managements umgesetzt und so gewährleistet, dass zu keiner Zeit Versorgungslücken entstehen konnten. Nachdem der Case Manager mit den Beteiligten Dienstleistern sprach, bekundeten diese auch Begeisterung, was das professionelle zusammen arbeiten betraf. Besonders die regelmäßigen, vom Case Manager zusammen gerufenen Meetings mit allen Beteiligten, wurden besonders lobend erwähnt, da man alle Probleme direkt aus erster Hand von den entsprechenden Personen aufnehmen und entstehende Zweifel direkt im persönlichen Gespräch aufräumen konnte.

Die Familie Welter und Herr Klein waren auch sehr zufrieden mit der Möglichkeit des Case Managements. Frau Welter sagte, was sie besonders schätze, war die Möglichkeit, bei allen Fragen immer einen Ansprechpartner zu haben, da sie schon oft die Erfahrung gemacht hat, dass es demjenigen, den sie auf eine Fehlentwicklung ansprach, an Zuständigkeit mangelte. Diese Erreichbarkeit sei ein großer Vorteil des Case Managements. Weiterhin sagte sie, dass sie nicht damit gerechnet hätte, dass alles so reibungslos ablaufe.

Insgesamt empfanden alle das Projekt als geglückt und wollen das System Case Management noch weiter ausbauen.

Literaturverzeichnis

DGCC (2008): Rahmenempfehlungen der Deutschen Gesellschaft für Care und Case Management e. V. zum Handlungskonzept Case Managements URL: http://www.dgcc.de [Stand: 14.01.2008]

vgl. Hofmann, A.; Strohm, E. (2003): Was die Kooperation in Netzwerken gelingen lässt. Eine Navigationshilfe für Einrichtungen der beruflichen Integrationsförderung. Heidelberg: Hiba.

Jahrbuch 1992. Personzentrierte Psychologie und Psychotherapie. Band III. Michael Behr, Ulrich Esser, Franz Petermann und Wolfgang M Pfeiffer von Gesellschaft f. wiss. Gesprächspsychotherapie

Klöck, T. (2002): Was ist „Empowerment"? Artikel, basierend auf bearbeiteten Auszügen. In: Bitzan, M.; Klöck, T. (Hrsg.) (1993): Empowerment, Politikstrategien, Wendungen und Perspektiven. GWA-Jahrbuch 5. München: AG SPAK.

Krohwinkel. Monika. u.a. (1992): Der pflegerische Beitrag zur Gesundheit in Forschung und Praxis. Schriftenreihe des Bundesministeriums für Gesundheit, Band 12. Baden-Baden: Nomos

Raduel, C. (2013): Case Management und Integrierte Versorgung. Studienbrief 7: Case Management in der praktischen Umsetzung. Studienbrief der HFH Hamburger Fern-Hochschule

Runge, Martin/Rehfeld, Gisela (1995): Geriatrisches Rehabilitation im Therapeutischen Team. Stuttgart: Georg Thieme

Seed, P./Kaye, G. (1994): Handbook for Assessing and Managing Care in the Community. London. Kingsley

Wendt, W.R. (2010): Case Management im Sozial- und Gesundheitswesen. Eine Einführung 5. Auflage. Freiburg im Breisgau, Lambertus- Verlag.

Pilotprojekt: Case Management

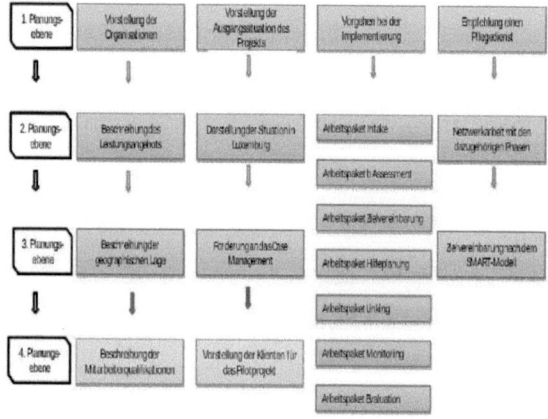

	Montag	Dienstag	Mittwoch	Donnerstag	Freitag	Samstag	Sonntag
Pflegepersonal	Morgens: Kleine Pflege, Med. Gabe Mittags: Med. Gabe Abends: Kleine Pflege, Hilfe beim zu Bett gehen	Morgens: Große Pflege, Med. Gabe Mittags: Med. Gabe Abends: Kleine Pflege, Hilfe beim zu Bett gehen	Morgens: Kleine Pflege, Med. Gabe Mittags: Med. Gabe Abends: Kleine Pflege, Hilfe beim zu Bett gehen	Morgens: Kleine Pflege, Med. Gabe Mittags: Med. Gabe Abends: Kleine Pflege, Hilfe beim zu Bett gehen	Morgens: Große Pflege, Med. Gabe Mittags: Med. Gabe Abends: Kleine Pflege, Hilfe beim zu Bett gehen	Morgens: Kleine Pflege, Med. Gabe Mittags: Med. Gabe Abends: Kleine Pflege, Hilfe beim zu Bett gehen	Morgens: Kleine Pflege, Med. Gabe Mittags: Med. Gabe Abends: Kleine Pflege, Hilfe beim zu Bett gehen
Haushaltshilfe	Morgens: Raumpflege; Mittags: Lieferungs des Mittagessens, Hilfe bei der Nahrungsaufnahme Nachmittags: Spaziergang	Mittags: Lieferung des Mittagessens, Hilfe bei der Nahrungsaufnahme	Mittags: Lieferung des Mittagessens, Hilfe bei der Nahrungsaufnahme	Morgens: Raumpflege; Mittags: Lieferungs des Mittagessens, Hilfe bei der Nahrungsaufnahme Nachmittags: Spaziergang	Mittags: Lieferung des Mittagessens, Hilfe bei der Nahrungsaufnahme	Mittags: Lieferung des Mittagessens, Hilfe bei der Nahrungsaufnahme	Mittags: Lieferung des Mittagessens, Hilfe bei der Nahrungsaufnahme
Hausarzt	Gespräch mit dem Pflegedienst				Hausbesuch bei Familie Klein		
Ergotherapeut		Zweistündige Wahrnehmungs- und Musiktherapie				Zweistündige Wahrnehmungs-und Musiktherapie	
Frau Welter	Morgens: Hilfe beim Frühstück Abends: Hilfe beim Abendbrot	Morgens: Hilfe beim Frühstück Abends: Hilfe beim Abendbrot	Morgens: Hilfe beim Frühstück Abends: Hilfe beim Abendbrot	Morgens: Hilfe beim Frühstück Abends: Hilfe beim Abendbrot	Morgens: Hilfe beim Frühstück Abends: Hilfe beim Abendbrot	Morgens: Hilfe beim Frühstück Abends: Hilfe beim Abendbrot	Morgens: Hilfe beim Frühstück Abends: Hilfe beim Abendbrot

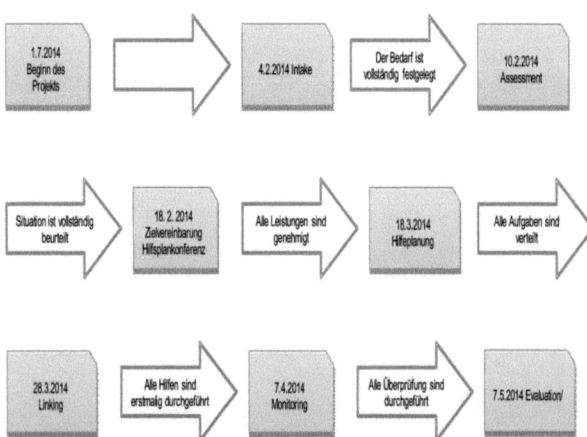